NATALITÉ ET LONGÉVITÉ

M. MARTY'S

NATALITÉ

ET

LONGÉVITÉ

PARIS
LIBRAIRIE LE FRANÇOIS
91, BOULEVARD SAINT-GERMAIN

1923

NATALITÉ ET LONGEVITÉ

J'entreprends une tâche difficile entre toutes, mais extrêmement intéressante. Pour écrire les lignes qui vont suivre il faudrait la plume d'un écrivain de talent qui saurait trouver les accents pour émouvoir les foules et créer l'enthousiasme inséparable des grandes causes. A défaut de talent, j'ai la conviction d'être utile et ne désespère pas de faire passer cette conviction dans l'esprit des autres.

Le but que je me propose est d'exposer les conséquences sociales, morales et philosophiques d'une méthode médicale qui se répand de plus en plus et qui, suivant l'expression d'un maître en thérapeutique, est appelée à devenir formidable dans l'avenir.

TECHNIQUE

Cette méthode est aujourd'hui connue sous le nom générique d'Hématothérapie. Le Docteur Bloch qui l'a inaugurée le premier il y a 28 ans, a exposé son procédé dans des ouvrages spéciaux (1). Je me contenterai de dire qu'elle consiste tout simplement à prélever le sang en petites quantités dans les tissus sous-cutanés d'un sujet vigoureux et à l'inoculer au malade. Beaucoup de médecins se contentent encore de le puiser dans les veines à la dose de 4 à 10 centimètres cubes.

L'auteur de la méthode continue à donner la préférence au sang issu des tissus sous-cutanés. Son procédé un peu plus compliqué que la ponction veineuse a l'avantage, en sectionnant les vaisseaux sous-cutanés, de recueillir à la fois les ferments globulaires rouges et blancs identiques à ceux du sang veineux, mais de plus les ferments lymphatiques et surtout les éléments cellulaires contenus dans les cellules conjonctives.

(1) La vaccination préventive de la tuberculose, 1899; La greffe arthritique, 1907 (Dr Maurice Bloch, de Paris).

En effet ces ferments cellulaires sont la base de tous les organismes vitaux, aussi bien animaux que végétaux. Tout l'univers organique a commencé par une cellule ! Donc si l'on associe aux globules rouges et blancs et lymphatiques ces éléments fondamentaux de la vie universelle, on multipliera incontestablement les moyens de reconstitution organique.

Antagonisme des Tempéraments

Les cellules n'ont pas toutes des propriétés identiques, les tempéraments ne se ressemblent pas. Le tuberculeux est différent de l'arthritique, le lymphatique est d'une autre race que le précédent, l'homme en voie de sénilisation précoce n'a plus les mêmes qualités cellulaires; il est donc naturel que l'auteur oppose ces tempéraments l'un à l'autre : au tuberculeux il inocule le sang arthritique, à l'arthritique le sang lymphatique et au vieillard en voie de sénilisation trop accentuée les éléments cellulaires jeunes.

Donc 3 méthodes dans une :

La greffe arthritique;
La greffe lymphatique;
La greffe anti-sénile.

L'avenir nous apprendra l'efficacité de ces différents procédés, mais déjà aujourd'hui l'universalité des médecins ne conteste plus la valeur des petites quantités de sang et les utilise journellement; il faut bien reconnaître que c'est sur l'efficacité de ces petites quantités de sang, associées aux *diastases cellulaires*, que le Docteur Maurice Bloch a le premier attiré l'attention dès 1894, et n'a cessé depuis cette époque, comme ses ouvrages l'attestent, d'en démontrer l'utilité.

Mais ce n'est pas tout. Dans la Presse médicale il est souvent question de sang de congénère. La valeur respective de ces deux sangs est encore à l'étude et peut-être la Science trouvera-t-elle un jour des caractères différentiels permettant de distinguer l'un de l'autre. Mais, laissons de côté ces problèmes spéculatifs et troublants, constatons les résultats déjà acquis puisque les deux procédés concourent au même but et abordons les conséquences sociales de cette méthode.

Nous étudierons donc :

1° Ses rapports avec la natalité;

2° Les modifications qu'elle est susceptible d'apporter dans les procédés d'éducation de l'enfance et de la jeunesse;

3° Ses rapports avec le mariage et la sélection conjugale et aussi avec la solidarité familiale et sociale.

1° Natalité

Cette question est à l'ordre du jour. Elle intéresse au plus haut degré l'avenir de la France et est presque journellement l'objet de nombreux commentaires de la Presse. Le Général M... écrivait encore récemment dans *l'Echo de Paris* un article sensationnel où il demandait la révision du Code Civil avec la faculté de tester librement.

En réalité toutes les causes de la diminution de la natalité française sont des restrictions volontaires (sauf en cas d'impuissance) ; elles peuvent donc se résumer en une seule : l'égoïsme des parents qui se justifie chez les uns par la cherté de la vie, chez les autres par le désir de ne pas morceler un héritage, et mille autres considérations qui, à bien examiner, n'en sont peut-être pas.

Nous nous servons à dessein de cette expression d'égoïsme, parce que nous pensons qu'on ne peut la combattre qu'à armes égales, c'est-à-dire en lui opposant une autre forme d'égoïsme comme celui de l'intérêt, par exemple, qui serait très simple à satisfaire si on pouvait assurer à chaque enfant à naître une prime de 10.000 fr. Comme ce moyen, dans l'état actuel de nos finances, est à peu près irréalisable, force est donc d'y renoncer, et nous allons nous adresser à une autre variété d'égoïsme, le plus puissant de tous et en même temps le plus naturel : l'instinct de longévité.

Tout homme aspire à l'immortalité, et comme il ne peut y atteindre que par ses descendants, il désire pour lui-même prolonger son existence. Grâce au procédé dont nous venons de parler plus haut, cet espoir est réalisable et nous allons essayer de démontrer qu'avec un certain nombre d'enfants, nés dans de bonnes conditions hygiéniques et sans aucune tare syphilitique acquise ou alcoolique, les parents sont à peu près certains de prolonger leur existence de quelques années quand celle-ci sera menacée par une maladie infectieuse quelconque ou une sénilisation précoce.

En effet, depuis bientôt deux ans que les circonstances ont voulu que j'assiste l'auteur de cette méthode dans ses greffes anti-séniles, les résultats obtenus ont vivement frappé mon attention; des vieillards atteints de diverses maladies infectieuses ou de sénilisation précoce ont retrouvé, à la suite d'une inoculation de sang, une énergie qu'ils ne connaissaient pas avant de tomber malades; et cette vigueur, grâce aussi à une hygiène intelligente, continue à se maintenir et chez plusieurs est tout à fait remarquable. Or, d'après mes observations personnelles, il m'a toujours semblé qu'avec le sang de congénère, et à valeur au moins égale avec celui d'un étranger, l'énergie obtenue était plus durable. Chaque famille devra donc compter au moins trois ou quatre enfants pour permettre au médecin, en ayant le choix des sujets, de lutter avec succès contre la maladie ou la sénilisation. Tout Français pourra concilier ainsi son intérêt personnel avec ses devoirs envers la Patrie.

Le sang étranger est également efficace, comme le démontre les nombreuses observations qui s'accumulent de plus en plus dans la Presse médicale, mais beaucoup de malades et de vieillards aiment mieux être inoculés avec un sang qu'ils connaissent, qu'ils ont choisi eux-mêmes, et il y a de plus une affinité élective incontestable qu'ont démontré de nombreuses expériences physiologiques. Pour ces raisons nous devons donc donner la préférence au sang de congénère à valeur égale avec celui d'un étranger. Ainsi donc, je le répète, grâce à quelques gouttes de sang puisées à un fils ou à une fille, un père ou une mère pourra se régénérer et retrouver dans le sang de son enfant sa propre énergie associée à celle de sa compagne ou de son compagnon suivant le choix qu'il aura fait.

N'oublions pas que ce procédé se propose uniquement de relever l'énergie musculaire, d'exercer une stimulation nerveuse, de dissiper les congestions diverses des organes, etc. Les faits démontrent qu'il ne faut pas trop croire à la possibilité de réveiller l'ardeur sexuelle de la jeunesse, incompatible avec l'état des artères des vieillards et pouvant entraîner des ruptures de vaisseaux ou provoquer des accidents graves, comme l'hémorragie cérébrale, la paralysie, la mort subite.

D'ailleurs « chaque âge, disait Boileau. a ses plaisirs, son esprit et ses mœurs » et, qu'on le veuille ou non, ne faut-il pas apprendre à vieillir ? Et à ce sujet il me vient à l'esprit une maxime familière au Docteur Bloch. « L'art de vieillir, me disait-il, est le fruit d'une longue éducation où l'on a appris à se suffire et à s'oublier ». Pensée, à mon avis, pleine de sagesse et d'un délicat altruisme.

Le remède que nous préconisons pour le relèvement de la natalité, en faisant jouer l'instinct de longévité, ne pourra porter ses fruits que dans un avenir très éloigné, car l'homme n'est pas prévoyant pour sa santé, il n'aime pas la fatalité et n'y veut pas croire ! Nous entendons tous les jours des malades nous répéter « Comment se fait-il que je sois malade, moi qui ne l'ai jamais été ». Il faudra donc, pour ouvrir les yeux, de nombreux exemples de vieillards affaiblis, épuisés ou malades ayant retrouvé la santé dans celles de leurs enfants pour faire comprendre l'importance d'une descendance assez nombreuse.

A l'inverse de cette action indirecte et éloignée de notre méthode, nous sommes heureux de mentionner des faits montrant son influence rapide et directe sur la natalité ou plutôt sur la prénatalité et la conservation de la race. Nous citerons particulièrement l'histoire d'une dame habitant Chaville qui avait perdu successivement trois enfants (ces enfants succombaient quelques jours après leur naissance). Après deux inoculations, faites pendant la grossesse, cette dame eut deux enfants bien portants et aujourd'hui âgés de quelques années. Nous connaissons d'autres cas semblables, mais moins saisissants. Aujourd'hui que le principe de cette méthode est accepté avec ses divers perfectionnements par l'universalité des médecins, nous avons l'espoir que ces observations vont se multiplier. Que les mères qui désirent des enfants et qui désespéraient de ne pouvoir conduire leur grossesse à terme se rassurent, désormais, un procédé aussi simple que peu coûteux leur permettra de connaître les joies de la maternité.

En résumé, voilà donc un procédé à associer à tous les autres que la Presse nous annonce journellement et qui sont l'objet de nombreux commentaires dans les Congrès de natalité. Soyons donc éclectiques et imitons le médecin qui pour sauver son malade essaye tour à tour toutes les médications existantes et les utilise alternativement ou simultanément.

Résoudre la crise des logements pour les uns, donner des primes à d'autres, modifier la législation sur le droit de tester pour nos paysans, donner l'espoir d'une certaine longévité à tous ceux, et ils sont nombreux, qui ont l'instinct de la vie très développé : voilà donc une série de moyens qui associés pourront peut-être contribuer au relèvement de la natalité (1).

(1) Grâce à la sage prévoyance des législateurs chinois, la Chine nous a donné et donne toujours l'exemple d'une grande fécondité et à ce sujet le Docteur Maurice Bloch exprimait son opinion personnelle. « Pour relever notre natalité, disait-il, il nous faudrait un émule de ces législateurs chinois, dont le génie saurait trouver la formule exacte adaptée à nos mœurs et qui saurait nous imposer la fécondité par des mesures législatives peut-être plus faciles à accepter que l'inquisition fiscale ».

On sait que la législation chinoise impose à toute femme stérile de choisir elle-même une mercenaire pour la remplacer au besoin dans ses fonctions maternelles et, en cas d'infécondité, une seconde et même une troisième mercenaire remplace la première. Les enfants issus de ces mercenaires deviennent les enfants légaux de la femme légitime.

Sélection conjugale

Nous disions plus haut que le succès de l'inoculation, destinée à assurer la longévité, dépendait avant tout de la vigueur des enfants; or celle-ci est fonction de la vigueur des parents au moment où ils ont contracté leur union. Nous voici donc amener à parler de la sélection conjugale.

En effet, la plus belle fille du monde, et nous ajouterons aussi le plus beau garçon, ne peuvent donner que ce qu'ils ont. Un médecin qui ne manquait pas d'esprit, quand ses clients se désolaient d'être obligés de se soigner continuellement, répondait à leurs doléances par cette boutade pleine de saveur : « Il fallait mieux choisir vos parents ». Tout le problème de l'hérédité et de la sélection est dans cette boutade.

La sélection a depuis longtemps été résolue par les éleveurs. Le jour du Grand Prix nous pouvons admirer sur nos champs de courses la belle performance des chevaux dont la vitesse et l'endurance ont été obtenues par une heureuse sélection; les belles vaches de Jersey sont réputées dans le monde entier; certaines races de chiens si appréciées par les chasseurs sont le résultat d'une sélection judicieuse; les magnifiques orchidées de nos serres parisiennes, les fruits savoureux qui font les délices de nos palais en sont encore d'autres témoignages. Nous pourrions en multiplier les exemples.

La race humaine attend encore ses éleveurs. Une foule de considérations étrangères aux lois de l'hygiène guide encore trop souvent le choix des époux; cependant quelques tentatives ont été faites dans cette directive. L'Amérique est le berceau des entreprises audacieuses et des grandes réalisations et dans l'Etat d'Indiana une commission matrimoniale composée de deux mères de famille, de deux médecins et d'un avocat examinent les candidats au mariage et ne délivrent le permis de se marier qu'après un examen méthodique (1). Cette tentative me paraît vouée à l'insuccès car il est plus que probable que les candidats évincés contractent des unions libres; en tous cas je serais très heureuse pour ma part que notre Ministre des Affaires étrangères dont nous connaissons tous le vibrant patriotisme veuille bien demander à notre consul d'Indiana un rapport détaillé sur les conséquences de cette loi; une étude comparative avec les résultats des unions libres et des unions autorisées serait un document intéressant à consulter. Nos femmes françaises, et elles ne sont pas les seules, n'accepteront jamais ni l'arbitrage officiel d'Indiana ni même la discipline et la soumission des femmes allemandes qui, il faut bien le reconnaître, sont plus natalisatrices que nos compatriotes, et encore moins la polygamie discrète de nos villes européennes.

(1) GEN. De la sélection conjugale.

Que faire pour introduire dans les mœurs cette notion, si importante au point de vue de la race, de la sélection conjugale, et de la concilier avec les exigences de la vie actuelle ?

Le problème ne nous paraît pas insoluble, et ici encore nous croyons qu'une longue expérience des bienfaits des inoculations multipliées, des dangers qu'elle aura conjurés dans les familles où la sélection conjugale aura été bien comprise, comparativement avec les insuccès observés dans les familles où elle aura été négligée, permettra de dicter certaines règles hygiéniques qui devront présider aux futures unions.

Éducation

Tôt ou tard, avons-nous dit, un enfant peut être appelé à donner quelques gouttes de son sang à ses parents; on devra donc envisager ce petit sacrifice dans l'éducation de l'enfant pour l'y préparer en cas de nécessité; d'ailleurs les règles générales de l'éducation ne peuvent que gagner à cet entraînement à la solidarité.

Je ne saurais mieux faire à ce sujet que de rappeler quelques maximes qui seront éternellement vraies et qui ont été formulées par des maîtres de la philosophie... « Si j'avais un enfant à élever, dit Diderot, de quoi m'occuperais-je d'abord ? Serait-ce de le rendre honnête homme ou grand homme ? et je me suis répondu : de le rendre honnête homme. Qu'il soit bon premièrement, il sera grand après s'il peut l'être ! Je l'aime mieux pour lui, pour moi, pour tous ceux qui l'environnent, avec une belle âme qu'avec un beau génie ». Ainsi donc Diderot avant tout cultive la bonté chez l'enfant. Un enfant élevé d'après les préceptes de cet écrivain célèbre ne refusera jamais de donner son sang à ses parents.

Une objection se dresse immédiatement : un enfant peut naître plus ou moins méchant, même vicieux; à cela un philosophe, Saint-Evremond, a également répondu. « Il n'y a personne qui n'ait en soi quelque chose de bon, qui peut devenir excellent s'il est cultive ». Nous avons pu vérifier cette pensée il y a quelque temps; un jeune homme de 22 ans refusait du sang à son père et n'avait pour cela aucun prétexte sérieux à invoquer. Les commentaires soulevés dans son entourage par ce refus furent pour lui une source de méditations, il s'assagit et fut son propre éducateur, et quelques semaines plus tard il suppliait son père de se laisser rajeunir; la bonté avait évolué chez lui.

Jules Simon ne s'éloigne pas beaucoup de Diderot dans ses préceptes. « C'est se tromper sur les écoles, sur leur but, sur leur œuvre que d'y voir surtout la propagation de la science; il faut y chercher la propagation du courage et de la vertu, fondons des écoles pour éclairer l'intelligence, mais surtout pour fortifier les volontés ». Je suis convaincu que si Jules Simon avait connu le procédé thérapeutique que nous avons décrit plus haut, il nous aurait certainement conseillé de recommander à la fois ce procédé comme un moyen de propager l'énergie, la bonté et d'éclairer l'intelligence. Ce procédé de plus constitue un moyen de diffusion ou de contagion morale; en effet nous voudrions que l'exemple d'un enfant, donnant quelques gouttes de son sang, fut connu de toute l'école, qu'au besoin cette petite intervention, pratiquée par le médecin devant tous les élèves réunis, fut entourée d'un certain cérémonial. On éclairerait ainsi l'intelligence en leur apprenant, avec les termes appropriés à leur esprit, l'histoire naturelle du sang, sa composition, ses propriétés physiologiques et thérapeutiques, en même temps qu'on cultiverait les vertus filiales de l'enfant dont le petit sacrifice aurait une si grande influence sur la santé de ses parents. Cultiver à la fois le cœur et l'esprit, meubler l'intelligence et développer les sentiments, n'est-ce pas l'idéal d'une méthode d'enseignement, et ce procédé médical n'est-il pas un procédé d'éducation à la Française ?

Faute de sang de congénère qu'on ne peut inoculer pour une raison sérieuse, le médecin devra s'adresser au sang étranger. Le praticien qui répète ces opérations assez souvent a déjà à sa disposition des professionnels de l'emploi; ce sont des sujets vigoureux, sans aucune tare contagieuse et dont le sang a fait maintes fois ses preuves; ces professionnels sont naturellement rétribués, mais il est assez fréquent de rencontrer des sujets de bonne volonté qui ne refusent pas de donner leur sang sans aucune rémunération et pour leur satisfaction personnelle. Nous allons nous inspirer de leur exemple pour nous entretenir de la solidarité sociale.

Solidarité

Nous avons vu l'heureuse influence qu'un procédé médical pouvait exercer sur l'éducation de l'enfant en réveillant en lui, dès l'âge de 10 à 12 ans, des sentiments élevés et en le préparant aux devoirs qu'il aurait à remplir en cas de nécessité envers les siens ou sa famille.

Avec certains enfants, dès qu'ils auront atteint l'âge de raison et suivant leurs aptitudes intellectuelles, l'éducation devra franchir le cercle familial et essayer de développer le culte de la solidarité envers les déshérités de la vie, même étrangers à sa famille.

Pour atteindre ce but, une bonne méthode consistera d'abord à faire éclater aux yeux de la jeunesse d'élite les grandes lois de solidarité dont nous pouvons contempler le merveilleux spectacle autour de nous, aussi bien dans la vie planétaire que dans la vie humaine, animale et végétale. L'harmonie qui règne dans l'univers et qui règle le mouvement des astres n'est que le résultat d'une étroite solidarité malgré l'immensité de l'espace. En effet quand l'astre du jour a éteint ses feux, l'astre lunaire nous éclaire et les étoiles apparaissent. La même harmonie se retrouve dans notre organisme, il ne fonctionne que parce que tous les organes qui le composent sont solidaires entr'eux, et c'est tellement vrai que si l'un d'entr'eux manque à sa tâche, immédiatement l'organe solidaire vient à son secours et le remplace.

Nous connaissons tous des tuberculeux qui respirent très bien, malgré des lésions parfois étendues d'un poumon, parce que les parties restées saines redoublent leur activité; les chirurgiens eux aussi escomptent parfois cette solidarité quand ils sont obligés de supprimer un rein tuberculeux; immédiatement l'autre rein remplace le rein absent et la quantité d'urine totale ne diminue pas. Dans un autre ordre d'idées, les ruches d'abeilles, les fourmilières ne sont-elles pas des exemples de grande solidarité sociale ? L'industrie humaine ne cherche-t-elle pas elle aussi à réaliser cette solidarité des rouages dans les usines pour obtenir un rendement parfait ? Mais dans l'ordre familial et social cette harmonie est souvent troublée par des discussions d'intérêt ou des mesquineries d'amour-propre, des jalousies, etc... Il ne faut pas cependant désespérer de rendre l'homme meilleur. « L'homme, dit de Tocqueville, avec ses vices, ses faiblesses, ses vertus, ce mélange confus de bien et de mal, de bas et de haut, d'honnête et de dépravé est encore à tout prendre l'objet le plus digne d'examen, d'intérêt, de pitié, d'attachement et d'admiration qui se trouve sur la terre; et puisque les anges nous manquent nous ne saurions nous attacher à rien qui soit plus grand et plus digne de notre dévouement que nos semblables ».

Ce dévouement s'est déjà réalisé sous nos yeux dans certaines familles; nos inoculations suivies de succès réveillaient les sentiments de bienveillance et de sympathie, suscitaient des réconciliations entre parents ennemis, elles resserraient les liens familiaux relâchés et nous apprenions plus tard que ces manifestations avaient exercé une contagion morale sur d'autres milieux étrangers à la famille. Qu'on nous permette maintenant une hypothèse; supposons que des centaines de malades déjà guéris, aussi bien par l'auteur lui-même que par ses nombreux confrères qui ont accepté ses procédés et les ont même perfectionnés, que ces malades, disons-nous, soient groupés dans une région circonscrite, les uns ont été guéris par leurs congénères, les autres par le dévouement d'un sujet étranger, la connaissance de ces faits frappera les esprits et ces idées de solidarité familiale et sociale, que nous avons observées dans notre petite sphère, se manifesteront sur une plus grande échelle. La Presse s'y intéressera, et s'y est déjà intéressée (*L'Intransigeant* signalait dernièrement que 60 injections de sang avaient été faites à l'hôpital Saint-Louis, ce qui prouve, disait-il, que les donneurs de sang n'ont pas manqué). Il me sera donc permis de dire que ce procédé médical constituera à la fois une excellente médication, un heureux moyen d'éducation et un merveilleux véhicule de solidarité.

Si j'ai écrit cette brochure, n'ayant aucun talent littéraire et n'étant pas qualifiée pour le faire, c'est que les circonstances ont voulu que je devienne l'aide de l'initiateur de cette méthode. Je l'aidais donc en ses nombreuses inoculations et chacune d'elles était l'occasion de réflexions et d'observations que je prenais soin de noter. Ce sont ces réflexions que je livre aujourd'hui à la publicité. J'aurais tant voulu (et combien de fois l'ai-je pressé de le faire) que le Dr Bloch écrivit lui-même ce fascicule, mais il s'y refusa toujours, alléguant que 100.000 inoculations feraient plus pour diffuser les idées qui m'étaient chères que tous les beaux écrits et discours.

« Là où le Coran, les Evangiles et la Bible ont échoué, me disait-il, ce n'est pas vous qui réussirez à créer la religion de la solidarité humaine. Lisez G. Le Bon et vous verrez avec quel talent cet auteur a fait ressortir la puissance des premiers instincts de l'homme que ni l'éducation ni la science n'ont jamais pu modifier, bien au contraire, puisque l'intelligence qui, elle, a évolué, reste toujours au service de ces mêmes instincts et multiplie à l'infini les moyens de destruction et de massacre ». Ces réflexions m'ont semblé fort judicieuses et je comprends la philosophie de l'homme avancé en âge, dont la méthode malgré sa grande simplicité n'a pas mis moins de 25 ans à s'affirmer, mais tout en sachant que les progrès de l'Humanité sont toujours lents et semblent parfois s'arrêter et même rétrograder (comme ce retour à la barbarie dans la dernière guerre), j'ai foi dans les progrès de l'Humanité et, tout en m'excusant une fois de plus d'avoir écrit cette brochure, j'ai cru de mon devoir de vulgariser toutes les réflexions et impressions qu'ont suscité dans mon esprit l'application et les résultats d'un procédé médical à la fois curatif pour la santé physique et la santé morale.

Pour convaincre les esprits, éliminer toute suggestion, éloigner toute idée de coïncidence dans les relations de cause à effet, il est sage que l'expérimentation sur les animaux viennent contrôler les résultats obtenus chez l'homme.

Déjà, en ce qui concerne la tuberculose, un vétérinaire distingué, M. Jullian, il y a 25 ans a entrepris toute une série d'expériences sur les bovidés tuberculeux. Il a constaté comme toujours des succès sur certains animaux et des insuccès sur d'autres. (On trouvera le travail de cet auteur dans le livre du Dr Bloch.)

La méthode anti-sénile est-elle aussi depuis quelques semaines l'objet d'études des plus intéressantes. Il vient de se fonder dans ce but un Institut qui se propose non seulement de pratiquer la greffe anti-sénile du Dr Bloch, mais encore de coordonner toutes les recherches destinées à retarder la vieillesse, d'en améliorer les conditions et d'assurer ainsi une certaine longévité.

Si les premiers succès se confirment, ils ne tarderont pas à être portés à la connaissance du Public Médical.

CONCLUSION

Je terminerai en faisant appel au patriotisme éclairé des médecins et à leurs sentiments humanitaires bien connus ! Il leur appartient de favoriser le développement de la natalité en donnant la préférence au sang consanguin à valeur égale au sang étranger. Grâce à leur concours, « *A bonne Natalité, bonne Longévité* » doit devenir un adage national.

Imprimerie Spéciale de la Librairie Le François
91, boulevard Saint-Germain, Paris

www.ingramcontent.com/pod-product-compliance
Ingram Content Group UK Ltd.
Pitfield, Milton Keynes, MK11 3LW, UK
UKHW021042260726
13994UKWH00005B/2313